Nursing Today
ブックレット

JN050942

孤独と孤立

◉目次

二〇一八年、「孤独は現代の公衆衛生上、最も大きな課題の一つ」としてイギリスが世界で初めて、そして二〇二一年には日本が二番目に孤独の問題を担当する大臣を任命しました。「孤独・孤立」が人生のあらゆる場面で誰にでも起こりうる、社会全体で対応していく健康課題として認識されはじめたのです。

他者や社会とのかかわりが脆弱なために、社会的孤立状態に陥ることが心身に悪い影響を及ぼしている。そのような事態はまさに国をあげて改善されるべき課題です。しかし一方で、自己との対話や思索のために自ら孤独を望む人もいます。あるいは、周囲とのつながりがあったとしてもその関係性に問題がみられる場合はどうでしょう。たとえば、劣悪な家庭環境からの逃避行動との関連も指摘されるさまざまな依存症は「孤立の病」と考えられますが、それらは適切に理解されにくい問題です。

こうした複雑な様相を見せる孤独・孤立の実態を踏まえたうえで、どのような場合にどのような支援が必要とされているのかをおさえる必要がありそうです。本書では、孤独と孤立の現代的な意味を探りながら、人と人とのつながりのあり方について考えてみたいと思います。

（松本俊彦）

イギリス政府における「孤独」の定義：交友関係の欠如や喪失という主観的で好ましくない感情。現在有する社会的関係の量や質と望んでいる社会的関係の量や質との間にミスマッチがある時に生じる。

〈対談〉孤独・孤立と人のつながりを問う

國分 功一郎・松本 俊彦

こくぶん・こういちろう◉哲学者／東京大学大学院総合文化研究科教授
まつもと・としひこ◉国立精神・神経医療研究センター精神保健研究所薬物依存研究部部長

孤独・孤立の中で「助けて」が言えない

國分　僕は現代思想や十七世紀のスピノザの哲学などを研究していますが、『暇と退屈の倫理学』[*1]を著したことから、医療や看護の領域とつながりができました。同書では哲学者ハイデッガーのいう「退屈」について、最高度の退屈というのはただ何となく退屈だという言葉が心の中から聞こえてくる状態なのだと分析しています。小児科医で当事者研究に取り組む熊谷晋一郎さんから、依存症を考える上で参考になる、何となく退屈だとか寂しい、そういう状態にうまく耐えることができるのが依存症からの回復の段階として大切なのだという感想を伺いました。

松本　暇と退屈の話を深めるのは、心の問題や支援のあり方を考える上で欠かせないポイントです。

＊1　朝日出版社、2011（2015年に太田出版より増補新版、2021年に新潮社より文庫化）。

國分　本日のテーマ「孤独・孤立」について、僕はよくハンナ・アーレントのsolitude（孤独）とloneliness（寂しさ）の概念を引用しています。人は孤独であるとき自分自身と一緒にいるのだとアーレントは言います。そして、孤独の中でこそ人はものを考えることができる。というのも、ものを考えるとは自分自身と対話することであるからです。ところが人は自分自身と一緒にいることができない場合がある。誰か一緒にいてくれる人を探してしまう、そのときに人が感じているのがloneliness、寂しさです。近代社会は都市生活の中で人をlonelinessの中に追いやって、孤独の中で自分自身と向き合う時間を奪う、あるいは、向き合うことが苦手な人間をつくってきたとアーレントは考えています。

では、どうしたら孤独というものをうまく享受できるのか。困ったときに助けを求められる人がいれば、人は安心して孤独の中で自分と向き合えるのですが、社会的に孤立していたり、虐待等のトラウマがあったりすると孤独の中でトラウマ記憶が出てきてしまう。自分の中のトラウマ記憶とどう付き合えばよいのか、あるいは社会的なつながりをどうつくっていけばよいのか。これまで僕なりに孤独や孤立について考えてきました。

松本　今の話だけでも精神科医としてインスパイアされるところがあり、メンタルヘルス全般に関しても言える気がします。日本を代表する精神科医の中井久夫先生によると、統合失調症の回復過程では幻覚が収まってもまだ日中、寝てばかりいることがあり、退屈ではないのだろうかと思うけれども、本人はまだ緊張状態にある。それが緩んで「暇だな」と思えてきたとき、つまり「自分と一緒に居られる状態」になると回復期に入ってきたといいます。ここでは「暇」や「退屈」は肯定的な意味で用いられています。

一方、依存症の人は「暇」と「寂しさ」の意味の区別がつかないことが多く、トラウマを抱えた人たちは一人ぼっちで何もしない状態だとトラウマの蓋が開いてしまう。ここでは「暇」や「退屈」は否定的な意味を帯びてきます。だから、生き延び方の一つの方法としてワーカホリックになったりします。その結果として社会的には優れた業績を残すのですが、本人は幸せではないのですね。

國分　依存症や孤立に陥っている人の「助けて」が言えない性質、つまり援助希求能力の低さというのは他人事ではなく、僕自身もこの問題の当事者だと思っています。「退屈」と「寂しさ」の区別がつかないという話もそうで、だからこそ自分でこの問題について真剣に考えて、それを主題にする本まで書いたのだと思います。ワーカホリックも僕自身にとって深刻な問題です。先ほど触れた熊谷さんが、しばしば「自分依存」という言葉を使っています。相談もうまくできないし、仕事の成果だけが自分の支えになってしまう。本当はもっと周りに支えを求めていいはずなのに、うまくできなくて苦しい思いをするのは僕自身も経験しています。

松本　國分先生をはじめ世の中で活躍されている方に多い傾向のような気がします。確かに仕事は裏切らないですからね。「ただ生きているだけでいいじゃないか」と言われても、それだけでは自分の空虚ばかりが気になってしまう。

國分　こういう対談の場でどれくらい自分の話をしていいのかわからないのですが、今日のテーマが自分にとって他人事ではないということはお話しさせていただければと思います。海外でアディクションの話題になった際に、人間関係における依存という話をしたら「面白い」と驚かれたことがありました。addiction という英語だと人間関係までは考えが及ばないようです。ワーカホリックについても、アディクションという言葉からはつながらないかもしれません。日本語の「依存症」という言葉は射程範囲の広い、すぐれた言葉だと思います。

松本　そういう意味では「依存症」という言葉に肯定的な一面もあるわけですよね。ともすれば依存がいけないという自己責任論に捉えられがちではないかという苦々しい思いもあります。しかし、何にも依存していない人はいません。依存症の診療では、患者さんたちが人間臭いというか、人間らしさを誇張したように見えることがあります。自分とも地続きで、決して他人事ではない。僕もニコチン依存症ですし。

國分　何にも依存していない人はいないというのは大前提で、「依存症」という言葉を使うときにも注意しないといけないところです。

「名前のないかかわり」に救われる

松本　これは僕も含めた保健医療専門職のある種、傲慢なところで、「体に悪いから控えなさい」と言えば患者さんは従うものだと思いがちです。確かにこれまでの精神医学のメインストリームだった統合失調症の人たちというのは、すごく「医療者の言うことを聞く」のです。それを当たり前と捉えていた医療者が依存症の人に会うと「こんなに言うことを聞かないなんて信じられない」と思うようです。しかし内科医療の場合も、「はい、血圧の薬」と処方しても患者さんはなかなか言われたとおりには服用していません。きちんと通院していても、もらった薬はゴミ箱行きだったり。にもかかわらず、医療者に会いに来るってどういうことなんだろうと考えると、もしかすると孤立した日々の生活の中でそういう機会が必要なのかもしれません。

國分　統合失調症の患者さんについて、中井久夫先生は狂おしいまでに自己同一的であろうとする努力を持っている人だと述べていますね。僕は専門家ではありませんから詳しくはわかりませんが、依存症の患者さんには、これまでの精神医学のメインストリームとは異なる接し方が求められるのかもしれません。松本先生はハームリダクション[*2]を推奨されている中で、援助希求能力が低い、支援につながらないことが、まず注目しなければならないハームなのだと述べられていますね。それから『「助けて」が言えない』[*3]という書籍も編集されています。僕にとってもこれは問題なのですが、どうしたらいいんでしょうか。

松本　僕も言えないんですよ。でも「俺たち『助けて』って言えないよね」って愚痴り合う場があるかないかは大きな違いだと思います。子どもたちに「助けを求めようね」とか「カウンセリンググループにはスクールカウンセラーがいるよ」「保健室で先生が対応してくれるよ」と言っても、つながってほしい子たちはアクセスしないんですよね。その代わり、意外なものに救われている気がする。

＊2　薬物使用を止めることよりも、使用による二次被害を減らすことに焦点を当てた取り組み。
＊3　日本評論社、2019。

文部科学省の児童・生徒の自殺対策の委員を務める中で[*4]、統計を見るとコロナ禍によって児童・生徒の自殺は増加しています。休校のせいで増えたのかと思いましたが、学校が再開しても減らなかった。しかし、部活や遠足などの行事が再開されると少し落ち着いたりする。放課後に友だちとふざけたり、帰りに寄り道したり、掃除の時間に先生と話したりといった名前のないかかわりで救われている人はいるようです。孤立から救うための仕組みではなくても、「何となくの接触」が実は、孤立を癒している。

依存症の臨床をふり返ると、患者さんたちは相変わらず酒も薬も止まらない状態で通院して来ているけれども、それでも構わないと思うようになりました。従来は、医療者から「断酒／断薬しかない」「自助グループに行きなさい」と言われ、支援からこぼれ落ちていく人が多くいました。みんなで突き放して家族も構わないようにして独りぼっちになれば、その苦しさ、孤独の圧で自助グループにつながるようになると言われてきましたが、そうでもないんですよ。

國分　それはそうでしょうね。

松本　ハームリダクションを学ぶと「治療トラウマ」というものが問題になっています。ただ、中には、希死念慮があって、今すぐでなくてもゆっくり死にたいがために酒や薬を使っている人や、やめるとかえってつらくなってしまう人もいます。そういう人たちも「やめられなくても生きていてよかった」「いろいろあったけれどもマシな人生だった」と思えるようなサービスを考えていかないといけないな。これまで「依存症の当事者」というと回復者とか、酒や薬をやめて長く自助グループ

＊4　児童生徒の自殺予防に関する調査研究協力者会議。

のプログラムを踏んだ人を指していたのですが、治療から脱落した人も、そもそも辞めたくない人も当事者であり、ハームリダクションはそこまで射程が広いのです。究極的にはそばにいることとか、一人にしないとか――などと言うと、専門性ではなくなるかもしれませんが。

國分　重要な論点だと思います。コロナの休校で児童・生徒の自殺が増え、学校が再開してもその数は減らない。しかしフォーマルに用意されたカウンセリングルームなどではなく、インフォーマルな交流が実は助けになっている。大学でもそうです。僕の勤務先は駅がキャンパスに直結しているのですが、ある学生が「これがよくないのでは」と言っていました。帰り道にぶらぶら歩いて「今日の講義どうだった?」などと言い合う時間があったほうがいいんじゃないかというわけです。僕もそう思います。ただ、そのような意図的に整備しているわけではないインフォーマルなものごとの重要性を言葉にするのは難しい。

松本　そう思います。自殺が少ない大学の特徴を調べたところ、キャンパス周辺に居酒屋や雀荘があるなど雑然としている傾向がみられます。大学は辞めてしまったけれども雀士になった、なんて人もいたりして、さまざまな生き方の選択肢があるほうが追い詰められないようです。コロナ禍でオンライン講義が始まって、キャンパスは街中にあっても「余白のない」生活になりました。國分先生も大学で経験されたように、学問をオンラインですることが本当によかったのか。

國分　インフォーマルなものは、どんな生活の中でも重要な助けとなっています。都市論でも、ある一つのものに二つ以上の機能があるようにしたほうがよいという話があるのですが、一つの機能だけ、すべてフォーマルな物事のみでは息苦しさがあると思います。インフォーマルな場がコロナの中でさらに潰えてしまったんじゃないですかね。

松本　依存症の回復のための社会資源についても、今の話と同じようなことがあります。自助グループがミーティング会場に使っている公民館などがクラスター防止で閉じられたため、有志の人たちがオンラインのミーティングを始めました。オンラインのよいところもありますし、すでに親交がある人たちが関係性を維持する分にはよいのですが、初対面の人は記憶に残らないんですよ。それから、自助グループのミーティングで何より効果があるのは、ミーティングそのものよりも終わったあとに駅まで話しながら帰ったり、途中で無駄話をすることなんです（43ページを参照）。でもオンラインだとログアウトした途端、一人ぼっちの部屋に戻ってしまう。

國分　ハッと一人になってしまうわけですね。

「三密」と「不要不急」の重要性

松本　孤独や孤立の問題に保健福祉の専門家も注目するようになってきましたが、名前のあるシステムだけでは補えないところがあります。僕の外来に来る患者さんの中で、依存症集団療法のＳＭＡＲＰＰ《スマープ》（40ページを参照）に参加できる人は一割ぐらいですが、それでも構わないと考えています。ＳＭＡＲＰＰで重要なのはプログラムの前後で無駄話をする時間なのですから。

りです。

國分　そこは強調したい点ですね。その人が支援につながって、安全な場を確保できることが何よりです。

松本　ＳＭＡＲＰＰのグループにはダルク[*5]のスタッフも入っていて、患者さんたちと仲よくなって、ダルクのスタッフばかりかダルクの入寮者たちとも遊びに行ったりしています。警察官チームとの野球対抗試合まである。薬物依存症の人たちは警察官には思うところがあるからコテンパンにしたい。しかし警察官側は体を鍛えているし、ダルクの入寮者は薬で弱っている。そうしたところに元甲子園球児だった薬物依存症の患者さんで、かねてよりいくら説得してもダルクに行かない人に、「頼むよ、ダルクに来るのが嫌でも、試合だけは来てくれないか」とお願いしてチームを強化すると、勝つんですよ（笑）、盛り上がるでしょう。そうした関係性の中で、また薬を使っちゃったというときに、ダルクのスタッフが電話をかけ合って「一緒にミーティングに行こうか」とつながることができている。ですから、特別な療法で治そうとは思っていなくて「言い訳」のほうが必要なんですよね。

國分　なるほど、いい話ですね（笑）。

松本　対面が大切というと古い考えだと思われるかもしれませんが、それでも僕は、依存症からの回復には「三密」と「不要不急の外出」が必要だと思います。コロナ前は、患者さん同士が診察後も待合室にダラダラ残っていて、「診察が終わったら病院近くのファミレスで話そうぜ」といったことがあり、よかった気もします。首都圏だと地価が高くなって、コーヒーショップなどが潰れざるを

＊5　NPO法人日本ダルク：薬物依存症からの回復と社会復帰を目的とする民間リハビリ施設。

得なくなっていた潮流の中にコロナが重なったという流れもありますね。

國分　不要不急が必要というのは妙な話なのですが（笑）、これは強調すべき点ですね。先ほどこの対談を始める直前に、松本先生と一緒にタバコを一服させていただきました。以前、勤務していた大学で一時期、禁煙していたところ、大学で起きていることがわからなくなってしまった経験があります。考えてみると以前は喫煙所で事務職員の方と一緒になって「あの件どうなった？」といったやり取りをしていたのです。社会全体がそのようなインフォーマルな場を潰す方向で進んでいたところにコロナが起こって、さらにそれが加速した。この傾向に抗うのは難しい気はします。

自尊心に対する安全

國分　人文系の研究者としては、医療による人間の「生権力的支配」について、ここで一言述べておく必要があると考えます。生権力とは、人々を恐怖で従わせるのではなく、むしろケアすることで管理していく近代の権力のあり方です。ＳＭＡＲＰＰに対してもハームリダクションに対しても、これは生権力ではないか、といった声が一部にあって、一応その点に言及しておきたいと思います。確かに管理の側面がないとは言えないのでしょう。ただ重要なのは、ＳＭＡＲＰＰやハームリダクションでめざされている「安全」が一体、誰にとっての安全なのかだと思います。本人たちにとっての安全が最優先で考えられているならば、いわゆる管理とは違うものになります。安全は大切です。

今後、どのような意味で安全を考えたらいいのかを松本先生にぜひお伺いしたいと思っていました。

松本　自尊心に対する安全が大切かと思います。自分の考えや気持ちを否定されたり、説得されて変えることを求められたりしない、健康であることを押しつけられたりしないなど。不健康である自由もあるじゃないですか。

國分　「自尊心に対する安全」、これはすばらしい言葉ですね。生活保護を受けている人へのバッシングでも、たとえばピアスをしていることが非難されたりしますが、その人にとってそのピアスが本当に大切なもので自尊心を保つ支えになっていることもある。しかもそうした自尊心の支えは人と人との交流の中でしかわかってこない、ちょっとしたことだったりしますよね。

松本　僕ら医療者は健康とか病気の回復ということを軸に、「公衆衛生ファシズム」のようになってしまうことがあります。それは注意しなければなりませんし、健康に悪いことをしている人にもわけがある。たとえば糖尿病のコントロールが悪い人たちが貧困であったりコミュニティの中で孤立していたりする場合があります。ですから、そうした人たちを「意志が弱い」「だらしがない」とバッシングするのは間違っている気がするのです。僕ら医療者は「正論」を言ったりして、患者さんを傷つけているんですよね。

國分　健康を押しつけるのは確かにおかしいかもしれない。先ほど伺った「治療トラウマ」もよく考えたらすごい言葉ですよね。ではそうすると、医療というのをどう考えたらいいんでしょうか。

松本　外来の患者さんはさまざまな愁訴で来るけれど、本当は診断・治療を求めてではなく、寂しくて困っていたりするから来るのではないか。だから、行動変容を迫ること自体が今の自分を否定されることになるんですね。ただでさえ自己評価が低い人たちにとっては、また自尊心を傷つけられる。薬が止まらないけれども頑張って通院してきた人たちがあるとき、治療を止めることがあります。後で聞いてみると、「またダメだった。こんなクズみたいな患者、申しわけない」と思ってしまっているのです。それを医療者が変えようとすることで、思いどおりにならない人たちが孤立しているかもしれないと想像する必要があります。それから、健康問題の形を取りながらの差別があることにも敏感にならないと。

國分　薬物禁止の背景には民族差別や少数者に対する差別というものがありますね。

松本　海外では有色人種の差別や反戦運動を抑えるために、大麻の厳罰化が行われたりしています。実は、アディクションの本質は精神作用物質が依存性薬物にあるのではなく、コミュニティや民族としての自尊心を否定されることに起因しているのではないか——そう考えると、「なんでやめられないの?」という医療者の言い方は、当事者の自尊心にとって危険なことだったとも言えます。当事者の家族の立場を考えると困ってしまうのでしょうが……。

國分　ケースバイケースで考えるしかなく、確かに難しい面もありますね。ただ、最近では、酒を飲んだり薬物を使ったり自傷行為をしたりというのは、自分に対するある種の処方のようなものだという「自己治療仮説」という考えもかなり知られるようになってきたように思います。これを初めて聞いたとき、「当たり前のことじゃないか、やっと名前がついたのか」と思ったのを覚えています。これは僕の研究対象であるスピノザの哲学から演繹できることなんです。ただ、その人の生活を苦しめてしまうような「処方」であれば、他人とのかかわりの中で形を変えた自己治療が見つけられるのがいいわけですよね。

安心して自分と向き合えるように

國分　今回のように医療の専門の方にお声掛けいただく機会が増えたことで、哲学の立場からも言うべきことがあったはずだ、もっと意見交換していくことが大切だ、と思うようになりました。

松本　哲学領域の方にもぜひ、保健医療が必要とするさまざまな議論に参入していただきたい。保健医療の専門家は、ともすれば「健康ファシズム」へと暴走しやすいですから。

國分　実際に、健康ファシズムの問題はコロナ禍で手がつけられないほど広まってしまって、どうしたらいいのでしょうか。

松本　みんなが「我がこと」として考えられるようになるとよいのですが。薬物依存症当事者の話でいうと、社会的な制裁を加えているつもりなのか、どんなバッシングをしても誰も文句を言わないところがあります。しかし彼らの行為は、自分で自分の寿命を縮めているだけの愚行権とも言えますし、そもそもの人権について考えてほしいのです。

國分　薬物を使っている人のスティグマの問題も論じられるようにはなってきて、大きな変化ではあります。それから、不要不急な活動の必要性もだんだんと認識されつつあるように思います。Loneliness、寂しさを感じるのは人間にとって本当につらいことで、社会のスティグマによって人間をそのような状況へ追い込むことがあってはなりません。それと同時に、人間が何ごとかをなすためには孤独というものも大切です。つまり、私が自分自身と一緒にいられるということですね。そういう意味で一人ひとりが、うまく孤独な時間を過ごすことができる社会環境と、心のあり方を手にすることができればいいですね。

松本　誰もが安心して自分と向き合える、あるいは安心して自分に寄り添えるといいですよね。

（二〇二二年六月十日　於 国立精神・神経医療研究センター）

「望まない孤独」に必要な予防型の孤独対策

大空幸星

おおぞら・こうき◉NPO法人あなたのいばしょ理事長／内閣官房「孤独・孤立対策ホームページ企画委員会」委員
内閣官房「孤独・孤立の実態把握に関する研究会」構成員／「東京都こども未来会議」委員

混同される「孤独」と「孤立」

二〇二二年四月、政府は孤独・孤立の実態把握に関する全国調査*1の結果を公表しました。私も委員として携わったこの調査は、国家が幅広い世代の自国民を対象に孤独・孤立の両方について客観的指標を用いて測定した世界で初めての調査です。これにより、日本社会に横たわる孤独の実態が明らかになりました。その調査結果から見えてくるのは若年層における孤独の深刻さです。

孤独感が「しばしば・常にある」「時々ある」「たまにある」と答えた人の割合は、全体で三六・四パーセントでしたが、最も高かった年齢層が二〇〜二九歳で、実に四四・四パーセントが孤独を感じていると答えました。ちなみに、七〇〜七九歳で孤独を感じると答えたのは二八・七パーセントであり、

＊1 内閣官房「孤独・孤立の実態把握に関する全国調査」 https://www.cas.go.jp/jp/seisaku/kodoku_koritsu_taisaku/zittai_tyosa/zenkoku_tyosa.html

若年層の孤独の深刻さが浮き彫りになったのです（55ページ参照）。

「孤独死」「孤立死」という言葉に代表されるように、孤独・孤立とは、「高齢者の問題」とみなされてきました。実際に高齢者を対象とした孤独の調査はこれまでも複数ありましたが、若年層を対象とした調査はほとんど実施されてきませんでした。調査がないということは、何の対策も講じられてこなかったことを意味します。

若年層の孤独について対策が講じられてこなかった原因は、「孤独」と「孤立」が混同されてきたことにも関係します。これまで、日本の社会福祉は「孤立」に焦点を当ててきました。一般的に孤立（社会的孤立）は、家族やコミュニティとの接触がほとんどない状態とされています。若年層に対しても、「子どもの孤立を防ぐ」「若者が孤立しない社会」などと謳われてきましたが、そもそも、若年層は大人と比較して孤立しない場合が多いのです。なぜなら、家庭と学校という二つの環境が身近にあるからです。すなわち孤立の定義とされている「家族やコミュニティとの接触がほとんどない状態[*2]」には本来当てはまらないのです。

しかし、その若年層を取り巻く問題はいま深刻さを増しています。近年、自殺者数・虐待通告件数・不登校生徒数などが軒並み過去最悪レベルに達していることからもそれは明らかでしょう。つまり彼ら彼女らは、孤立していなくても周りに頼ることができずに一人で悩み苦しむような「孤独」を感じている可能性が高いということです。

「孤独」とは主観的な概念であり、客観的概念である「孤立」とは違います。「孤独」を英訳すると

＊2 イギリスの社会学者ピーター・タウンゼントによる。

lonelinessですが、これは社会的関係の不足から生じる苦痛なものとされています。すなわち、頼りたくても頼れない、話したくても話せないといった「望まない孤独」と言えるでしょう。近い概念にsolitudeがあります。これは自ら一人でいる状態、すなわち「望んだ孤独」です。日本語にあてると、「孤高」という言葉が近いのではないでしょうか。私はこのsolitudeまでも否定しているわけではなく、人間関係などに悩んだときに、あえてその関係から離れ自分だけで過ごすことも必要な時があると考えています。

こうして孤独や孤立、lonelinessとsolitudeなどが混同されてきた結果、周りに人がいても誰にも頼れず「望まない孤独」を抱え苦しんできた多くの若年層に支援が届きませんでした。そこへさらに新型コロナウイルスの感染拡大が起こり、希薄化していた若年層のつながりは一層失われてしまったのです。

チャット相談を通してわかった若年層の実態

私が理事長を務めるNPO法人あなたのいばしょが運営する「あなたのいばしょチャット相談」[*3]は、二四時間・三六五日、年齢や性別を問わず誰でも無料・匿名で利用できるチャット相談窓口です。二〇二一年の相談件数は一九万六、八三七件で、その多くは二九歳以下の若年層でした。

相談内容はさまざまですが、「上京して一人暮らし。オンライン授業が続き、友達をつくる機会も

＊3 https://talkme.jp

なく、ずっとひとりぼっち。何もしなくても涙が出てくる」といった悲痛な声も数多くありました。ほとんどの相談者が、自ら命を絶ちたいと考えるほど思い悩み、苦しんでいます。

窓口でやりとりされる一日約百万文字は、文庫本に換算すると約一〇冊分にものぼります。[*4] その膨大なテキスト・データは、人々が何に悩み、苦しんでいるのかをほぼリアルタイムで把握できる貴重な資源です。これらのデータをもとに使用頻度の高い言葉（キーワード）の分析・研究を進めることで、コロナ禍が長引くにつれ若者がさらに苦境に追いやられてきた現状がわかってきました。

政府は、二〇二〇年四月七日から五月二五日までの期間に一回目の緊急事態宣言を発出しました。私たちは相談窓口を開設したばかりでしたが、この頃は一日に五〇件近い相談が寄せられていました。相談内容には「コロナ」や「不安」という言葉が多く使われており、人々が「コロナ」という未知のウイルスに対する率直な不安感や恐怖心を吐露していることが窺えました。なかには自分自身が感染することを恐れている人や、大切な家族が感染するかもしれないという不安を実際に訴える相談者も数多くいました。

一回目の緊急事態宣言が解除された後も、社会は日常を取り戻すには至りませんでした。私たちに寄せられる相談も次第に膨れ上がっていきました。学校での授業がオンラインとなったために、新入生同士が対面し、友人関係を築く機会などが奪われていました。学校は学生が社会的つながりをつくるための代替機会を提示することに失敗し、多くの学生が一人で孤独に耐えていたのです。また、家にいる時間が長引くことでDVや虐待に関する相談も日に日に増えていました。

＊4 https://talkme.jp/approach/data

一回目の緊急事態宣言が明けた二〇二〇年六月一日から、同年一二月三一日までの半年間に寄せられた相談件数は一万六、一七八件。うち一〇代が二十九・四パーセント、二〇代が三二・六パーセントで、全体の六二パーセントがこうした若者からの相談でした。月別の相談件数も次第に増加していくにつれて相談窓口の認知も拡大していましたが、この時期は芸能人が相次いで亡くなった七月や九月に相談が急増しており、多くの人々が影響を受け、悲しみや不安を抱えた結果が数字に現れた可能性があると私は考えています。

年が明け、政府は二回目の緊急事態宣言を発出します。期間は二〇二一年一月八日から同年三月二一日まででした。この期間に私たちの窓口で頻繁に使われた言葉は一回目の緊急事態宣言発出中と大きな違いがありました。「死」という言葉がより目立っていたのです。コロナ禍の初期、二〇二〇年春には育児・家事など比較的限定的なストレスを抱えていた人が、芸能人の自殺報道の影響を受けるなどして、徐々に重層的な悩みを抱えるようになりました。その結果として「死にたい」と考える人が増えていったのではないでしょうか。

二回目の緊急事態宣言が明けた二〇二一年三月の相談件数は八、一二六件にまで増え、一か月の相談件数が一万件を突破したのは翌月の二〇二一年四月で、その数は一万一、〇八四件。つまり一か月で二、〇〇〇件近く相談が増えたということになります。相談員の採用も積極的に行っていましたが、急増する相談に対応できず応答率は低下しつつありました。

そうした状況のなかで、三回目の緊急事態宣言が発出されました。期間は二〇二一年四月二五日から六月二〇日。相談内容は二回目の緊急事態宣言発出中と同じく、「死にたい」といったものがほとんどでしたが、特徴として「ありがとう」という言葉が聞かれなくなったことが挙げられます。過去二回の緊急事態宣言の際にはこの言葉が頻繁に使われていました。主に相談員に対して投げかけられる感謝の言葉であり、その気持ちを示してくれる相談者が主に用いていました。

四回目の緊急事態宣言が発出されたのは、二〇二一年七月一二日でした。三回目の期間と比較すると、そこでは「学校」という言葉が急増していました。また、前回の期間に寄せられた学校関連の相談数は全体の八・一パーセントだったのに対し、四回目は一四・四パーセントに増加しました。このほか私たちの相談窓口で最も相談の多いカテゴリーである「メンタル」に該当する学校関連の相談も多数ありました。このように緊急事態宣言が出されるごとに、深刻に追い込まれる人が増えていったのです。

ゆるいつながりをつくる

私たちのような相談窓口は、川に例えると最下流です。そこには問題を抱え、自ら命を絶ちたいと思うほど追い詰められている「重症者」が相談に来ます。これまでは、この最下流の相談窓口を拡充すること、すなわち「壁をつくってせきとめる」方法が議論されてきました。しかしそれだけでなく、より源流にもアプローチしなければ、相談の逼迫のためセーフティーネットが機能しなくなるという強い危機感が私たちにはありました。

「源流」、それはやはり望まない孤独です。誰にも頼れず一人で悩む環境を変えなければいけなかったのです。川の例えを用いると、その流れを止めるために「そもそも雨を降らせない」といったところでしょうか。孤独は自殺・虐待・DV・いじめ・不登校などあらゆる問題の源流に横たわります。しかし、その「孤独」は個人の問題とされ、社会資源を投入して解決するには至っていませんでした。そこで私たちは二〇二〇年の秋より、政府・与野党に対し「孤独対策」を立案するよう提言を繰返しました。結果、翌年二月に政府は「孤独・孤立対策担当大臣」を設置、内閣官房には孤独・孤立対策担当室も設けられ、国をあげて「孤独」の問題に取り組むことになりました。

孤独に対する政策は、今現在孤独や孤立状態にある人を支援するわけではありません。孤独は人が生きていくうえで、どこかの時期に誰もが感じるものであり、そうしたときに「誰かにつながりたい」という願いを持つことは人間の根底にある生理的欲求に近いものです。つまり、孤独を感じさせなくすること自体は不可能なので、重点を置くべきなのは慢性的な孤独を防ぐことです。

そこで不可欠なのが、悩みに寄り添える「ゆるいつながり」をつくることでしょう。対面を原則とする個別支援よりも、社会の中で気軽に頼れる存在をつくること。例えば私たちの「あなたのいばしょ」のような、名前を伏せて二四時間いつでも相談できる窓口もその一つです。しかし、先述したように、慢性的な孤独を感じ、自ら命を絶ちたいと思うほど追い詰められている人が、これほど多く社会に溢れている現状で私たちができることは対症療法のみです。

私たちの窓口は、相談者が連絡をしてすぐに相談員とつながるわけではありません。まず、チャットボット[*5]と会話をしてもらい、内容から独自のアルゴリズムを用いて自動的にリスクアセスメントを行うのです。今では、そうして振り分けられたリスクが低いと考えられるグループの中にさえ、「自ら命を絶ちたい」といった言葉が発せられるようになっています。本来ならばそうなる以前に、日常生活のちょっとした悩みや「もやもや」を感じた時点でこうした相談窓口を利用し、相談員の傾聴を通じて孤独が慢性化するのを防いでもらえるような役割を果たすべきなのです。

そのためには、相談員をさらに増やしていくことも重要です。私たちは世界二六カ国に六〇〇名の相談員を抱え、時差を活用して二四時間の相談支援体制を構築しています。書類選考や面接を通過し所定の研修を修了した人であれば、資格がない人も含め誰でも自宅の部屋からパソコン一台で活動ができます。こうした一般市民の力を最大限に活用した「ゆるいつながりづくり」を行うことも可能なのです。

一方で、一人ひとりが身近な人の相談に応じる方法も、もちろん有効でしょう。しかしそのような「つながりづくり」は、これまで量的に充足することを目的とされてきた傾向があります。例えば国や各自治体はこれまでスクールカウンセラー[*6]（以下、ＳＣ）の配置に積極的に取り組んできました。その結果、一九九五年に全国で一五四箇所にしか設置されていなかったＳＣが、二〇二〇年には約三万箇所を超えました。二五年あまりで約二〇〇倍も増加したのです。ところが、その間に小中高生の自殺数は約三・六倍[*7]に増加しています。量的支援を追求するなかで、「ＳＣには恥ずかしくて話

＊5　Web サービス上でテキストによる会話を自動で行うプログラム
＊6　文部科学省「スクールカウンセラーについて」
https://www.mext.go.jp/b_menu/shingi/chousa/shotou/066/gaiyou/attach/1369846.htm

せない」といったスティグマを抱える子どもたちがいることや、子どもとSCの個人的な相性に配慮をするような「質」の部分が蔑ろにされてきたのではないでしょうか。これからは、そうした「つながりの質」にも焦点をあてる必要があります。

「本気の他人事《たにんごと》」

SNSが誕生したことにより、我々人間のコミュニケーションは以前より活発になったはずです。コミュニケーションの量はつながりの強さの代理変数のようなものですが、ここまで述べてきたように、現在の社会はそのつながりが希薄になっているのです。

近年、子どもや若者の間で「陽キャ」「陰キャ」という言葉が頻繁に交わされるようになっています。「陽キャ」とは周りに友人などが常にいるような人（陽気なキャラクター）のことをいい、いわゆるスクールカーストで上位に位置づけられます。一方「陰キャ」は友達が少なく根暗な人といったイメージで語られます。仮に、学校に友達はいないが、インターネット上にどんなことでも話せる友達がたった一人だけいるとします。だとしても、友達の数が多い「陽キャ」のほうが一般的には優れているとみなされてしまいます。

しかし、名前も顔もわからないインターネット上の誰かでも、匿名でやりとりする相談窓口の相談員であっても、安心して何でも話せるのであればそれも立派なつながりです。まずはこうした考

＊7 ・文部科学省「児童生徒の自殺予防に向けた取組に関する検討会（平成18年度）（第1回）配布資料 資料5」
https://www.mext.go.jp/b_menu/shingi/chousa/shotou/063_6/shiryo/attach/1369734.htm
・文部科学省「児童生徒の自殺者数に関する基礎資料集（参考資料2）令和3年6月」
https://www.mext.go.jp/content/20210625-mext_jidou01-000016243_003.pdf

え方を少しずつでも広げていくことが重要です。

そのうえで、一人でも多くの人が誰かの悩みを受け止められる存在となってもらいたいと思います。誰もが支援者になれます。「支援者」と聞くと堅苦しく思えるかもしれませんが、人は誰もが誰かの悩みや苦しみを受け止めることができるのです。そのことを、あまり重く捉えすぎる必要はありません。

日本では、支援者は清貧を求められがちです。非営利セクターではとくに、私財を投じ自らのプライベートな時間を犠牲にしてまで支援活動をする人が讃えられる傾向にあります。そしてＮＰＯに関わる人が平日は定時で働き、土日祝日はきっちりと休みを取り、ベンツに乗って三五年ローンの一軒家に住み、長期休暇でハワイに旅行に行けば批判を浴びます。私が知るＮＰＯ経営者は、自身の結婚式の準備をしていたところ、「なぜ現場が大変な時に、結婚式なんかやるのか」と批判されたそうです。このように、支援者は自らの生活や時間を犠牲にしてこそ美しい、といった考え方が社会に根強くあるのです。こうした意識を捨てていくことが、つながりづくりのためには重要です。

私は相談員によく、「本気の他人事《たにんごと》」という言葉を伝えます。これは「相談者や被支援者はまったくの赤の他人だと思って大丈夫です。ただし、本気で接してください」という意味です。相談員と相談者との間に薄い線を引くことで、相談員には自身の心や生活のほうを最優先してもらっています。誰かの孤独を受け止めることは時に困難を伴います。どれだけ健康な人でも、毎日「死にたい」と思っている人と接していると、自らの気持ちを保つことが難しくなる場合があるのです。

もし読者のあなたが身近な人の悩みに応じる際にも、自分自身を最優先してほしいと思います。アドバイスではなく、相手の言葉や気持ちを受容し共感を示す。そして肯定し承認する。こうした傾聴の姿勢を基本としながらも、そのせいであなたのほうが逆に悩むようなことになってしまったら、相手には私たちのような相談窓口を紹介し、自らの心を守る方法もあります。孤独・孤立の問題解決のためには、私たち一人ひとりが自分を大切にしながら、周りの人の話や気持ちを受け止めることが重要です。そうして生まれたつながりこそが、慢性的な孤独や孤立を防ぐ場となるのです。

■チャットでの相談窓口：ＮＰＯ法人あなたのいばしょ「あなたのいばしょチャット相談」
https://talkme.jp

■電話・ＳＮＳでの相談窓口：厚生労働省「まもろうよ こころ」
https://www.mhlw.go.jp/mamorouyokokoro/

〝つながり〞のツールと「孤独・孤立」

吉川 徹

よしかわ・とおる◉愛知県医療療育総合センター中央病院子どものこころ科（児童精神科）部長

情報通信技術による〝つながり〞

〝つながり〞のツール

現代に生きる人にとって、情報通信技術（Information Communication Technology：ICT）は日常的な〝つながり〞の重要な要素になっています。

令和三年度の内閣府の調査[1]によれば、高校生年代では平日に一日七時間以上インターネットを利用している若者が二五％を越えています。学校にいる時間や睡眠時間を考えると、これはほぼ「常時接続」に近い暮らし方です。若い世代にとっては常にネットにつながっている状態が当たり前になってきているのです。こうしたつながりは若者だけのものではありません。とくにCOVID-19が流行し、人の移動やリアルな接触が制限されている時代においては、遠隔地に住んでいたり、入院や入所している家族との連絡など、老若男女を問わずＩＣＴはつながりのための重要なツールとなっています。

ネットを介したコミュニケーションのモダリティ（様式）も増えてきています。従来、ＩＣＴを使った人間同士の通信は、その大部分を文字を介した言語的なコミュニケーションに頼ってきました。しかし我々はＩＣＴの黎明期からなんとか非言語的コミュニケーションを行おうと努力してきた結果、アスキーアート（文字を組み合わせて描かれた絵）や絵文字、またその進化形としてＳＮＳなどで用いられるスタンプが生まれました。

最近では技術の発展により、音声、動画を用いたコミュニケーションの比重がどんどん高くなってきています。リアルの世界と同様に、声色や視線、表情、身振りなどが重要な役割を果たすようになってきているのです。メタバースと呼ばれるサービスでは、仮想の三次元空間の中に自身のアバター（分身）を送り込み、言語・非言語を駆使した多彩なコミュニケーションが可能となり、自分の身振りでアバターの動作をコントロールすることも比較的安価にできるようになってきました。

従来、インターネットの世界は文字言語に強い人たちにアドバンテージがある世界だったかもしれません。しかし現在は、非言語的なコミュニケーションが得意な人たちが大いに巻き返しを図っている時代であるとも言えそうです。

現実とオフラインの融合

現代は、現実の世界とインターネットの世界の距離がこれまでになく近づいている時代でもあります。もちろん、学業や仕事の遂行にはＩＣＴが欠かせないツールになってきていますし、また若者たちはネットを介して自らの位置情報を共有するサービスを積極的に使っています。意味深な「待ち合わせ」をすることなく、自分の位置情報を知っている友達が偶然か必然かもわからずに、自分に会いに来ることができる世界を、彼らは求めているのかもしれません。

国立社会保障・人口問題研究所による調査[2]では、結婚相手との出会いのきっかけをメディアとしたものが二〇一五年の時点ですでに〇・五％存在していましたが、その後、この数字は大幅に上昇し、二〇二一年に実施された同調査[3]では、インターネットサービスの利用が一三・六％となりました。民間企業の調査などでも、パートナーとの出会いの五～一〇％がネットであったとするものもあり、リアルの世界でのパートナー選択に大きく影響していくことが予想されます。

また、子どもや若者の相談窓口も大きくネットにシフトしつつあり、電子メールやＳＮＳを利用したものが行政機関からの委託などで開設される事例が増え、相談件数も増加しています。

追いかけてくる孤独

リアルの世界の縮小

このようにインターネットの世界での活動が増加するにつれ、リアルの世界での活動はいくらか縮小を始めています。学業や仕事がＩＣＴ機器を用いて行われることはどんどん当たり前になってきており、たとえば若者の部活動への参加も減少傾向[4]で、その要因は種々考えられるものの、ネットの世界での活動の増加が影響している可能性も考えられます。とくにリアルの世界の縮小の影響が深刻なのは高齢者であり、行政手続きや日常的な買い物などのＩＣＴへの移行に取り残されている世帯の問題が、デジタル・ディバイドという概念で注目されてきています。これが高齢者世帯の社会的孤立につながる可能性を考えておかなければなりません。

リアルの世界からオンラインの世界への侵入

オンラインの世界につながりを求めている人たちにとって、リアルの世界からそれが脅かされる体験は深刻な居場所喪失への脅威となります。たとえばリアルの世界のいじめや家族間の不調が、誹謗中傷や個人情報の曝露、インターネット接続手段の剥奪などの形でネットの世界に持ち込まれることで、彼らは大切な居場所を失ってしまうかもしれません。

オンラインの世界からリアルの世界への侵入

反対に、オンラインの世界の出来事がリアルの世界に侵食し脅威をもたらすこともあります。ネットの世界で匿名やハンドルネームで活動していた人が、故意や事故による「身バレ（実名や住所が明かされること）」によって、現実世界での居場所を失うということがしばしば起こっています。

また出会い系のサービスやＳＮＳの使用により、とくにそれがリアルの世界での人との接触につながると、性的なものを含む種々の犯罪被害に遭う場合もあり、彼らは安心で安全な現実世界を失ってしまうことになるのです。

孤立と嗜癖《しへき》とインターネット

現実世界での孤立は、デジタルゲームやインターネット使用へのアディクション（嗜癖）の状態につながることがあります。世界保健機構（ＷＨＯ）の国際疾病分類の最新版 ICD-11[5]には、ゲーム行動症という概念が新たに採用されました。その診断ガイドラインには、他の生活上の関心事や日常の活動よりもゲームが優先されてしまうという項目が含まれています。対人関係や居場所の喪失によるリアルの世界での活動の優先順位の低下は、逆にゲームの優先順位を上げてしまうことにつながります。また将来の自分とのつながりの喪失、つまりは現在の日々の生活の積み重ねが将来の自分の幸せな生活をもたらすという確信の喪失は、自分への投資を妨げ、今、この瞬間の刺激や快感への没頭、あるいは低コストな退屈しのぎへの嗜癖をもたらしてしまいます。

インターネットへの嗜癖に関してはさらに複雑な状況があり、疾患概念としての整理も進んでいません。ネットの使われ方はあまりにも多様で、健康な使用と病的な使用を区別することが極めて困難であるからです。しかしゲームの場合と同様に、リアルの世界での活動の減少は問題のあるインターネットの使用につながりうると考えてよいでしょう。

また一方では、アルコールや薬物への嗜癖の問題のある当事者が、インターネットを介したピアサポート活動に参加するという試みも始まっています。COVID-19の流行などによる行動制限や、地方の人口減少の加速などを考えると、こうしたコミュニケーションツールの利用は今後のアディクション対策の中で重要な役割を担っていくことになるのかもしれません。

オンとオフとの接点に注目する

境界と越境

対人的な支援を考える時、また自分自身の暮らし方を考える時にも、とくに注目すべきなのはオンとオフの世界の接点です。それによって、その人のＩＣＴとのつきあい方における、リスクとベネフィットの評価が行いやすくなるのです。

オンとオフを完全に切り離す使い方はある程度可能です。そのためには高度な匿名性を保ち、身バレしないよう慎重に行動し、身体や財産やメンタルヘルスのリスクにつながりそうな状況になれば素早く身を引くという姿勢で、オンラインゲームやSNSなどを使っていくことになります。

こうしたスタイルの維持にはかなりの知識と注意力が必要であり、それでも、どこまでも匿名を保ち続けることは難しいことを意識しておくべきです。一人で多くのサービスやアカウントを使い分けていく現代では、ネットでの活動の一部をこのスタイルで進めていくこともできます。その場合、自分のアカウント同士の関連を慎重に隠していく必要が生じます。

また、このようなスタイルは比較的安全性が高い一方で、孤独や孤立の解消という観点からは物足りなさを感じる人も多いでしょう。それでも、とくに対人的な不安や恐怖が強かったり、明らかにしたくないマイノリティ的な属性をもつような人たちにとっては、他に代え難い居場所となりうるでしょう。たとえばメタバース空間における自閉スペクトラム症のある人の当事者グループなどにも、その可能性を見ることができます[6]。

リアルの世界が極めて充実している人たち、とくに中高年の年代にとって、オンラインの世界でのつながりは一見無用であるようにも思えます。またこの年代の人たちの中には、ICTスキルの獲得や経済力に課題があり、オフラインの世界に押し込められている人がいるかもしれません。したがって、我々はデジタル・ディバイドの解消に努めるとともに、ICTを使わない生き方の可能性を、少なくともいましばらくは社会の中で積極的に残していく義務もあるのだと思います。

逆に、オフラインの世界での活動から極度に退却すると、アディクションなどの形で事例化するおそれがあります。それに対してリアルの世界にも再び価値を見いだしてもらう支援ができれば、暮らしの選択肢は広がることになるでしょう。

そして最も多くの人たちが選ぶのは、オンとオフが相互乗り入れする世界です。これまで見てきたように、オンとオフを結びつけることによって生活の支えとなる脚の数は増え、人生の選択肢も大きく拡大します。しかしＩＣＴ技術を使うことに伴う最も大きなリスクは、オンとオフの接点やその周辺に存在することも確かなのです。それぞれの人の暮らしにとってのデジタルツールの意味を考えること、それはすなわち、それぞれの人にとってのオンとオフの接点を振り返ることなのかもしれません。

孤独と孤立の解消のために

このように見ていくと、孤独や孤立とＩＣＴとの関係は人によって本当にさまざまだとわかります。ＩＣＴの利用によって孤独（一人になってしまうこと）から遠ざかっている人もいれば、そのせいでより孤立（周囲から離れてしまうこと）を深めている人もいるのです。つまり、現代はいかにＩＣＴによる不利益をコントロールしながら、その利益を享受していくのかが大きな課題となっている時代であると言えるでしょう。その解決のためには、オンラインの世界にばかり注目していても進むべき方向は見えてこないでしょう。我々には改めてオフライン、つまり現実の世界に目を向け、オンとオフ両方の世界を同時に視野に入れていく姿勢が求められています。

〈引用文献〉

1 内閣府：令和三年度 青少年のインターネット利用環境実態調査 調査結果（概要）、二〇二二.
2 国立社会保障・人口問題研究所：二〇一五年社会保障・人口問題基本調査（結婚と出産に関する全国調査）、二〇一七.
3 国立社会保障・人口問題研究所：二〇二一年社会保障・人口問題基本調査（結婚と出産に関する全国調査）、二〇二二.
4 国立青少年教育振興機構：青少年の体験活動等に関する意識調査、二〇二一.
https://www.niye.go.jp/kenkyu_houkoku/contents/detail/i/154/（二〇二三年二月七日確認）
5 ICD-11：ICD-11 for Mortality and Morbidity Statistics (ICD-11 MMS), July 18, 2018.
https://icd.who.int/browse11/l-m/en（二〇二三年二月七日確認）
6 池上英子：ハイパーワールド 共感しあう自閉症アバターたち、NTT出版、二〇一七.

コロナ禍における「孤立の病」
——依存症とつながりの関係

松本 俊彦

薬物依存症の患者

私はかねてより、依存症は「孤立の病」であり、依存症からの回復には、さまざまな支援者や仲間との「つながり」が重要と主張してきました。しかし、コロナ禍の出口の見えない今日、そのつながりは危機に瀕しています。というのも、時として数十人もの人々が集い、そこここでハグや握手といった濃厚接触がくりかえされる自助グループの場は、いつクラスターが発生しても不思議ではない危険地帯となってしまったからです。

自助グループには個人的な思い入れがあります。四半世紀あまり昔、まだ駆け出しだった私は、薬物依存症の自助グループ、ナルコティクス・アノニマス（Narcotics Anonymous：ＮＡ）のミーティング会場で、ある参加者に腰を抜かすほど驚いたのでした。

その男性は私の元担当患者であり、院内での覚醒剤使用のため強制退院とせざるを得なかった、いわば「札付きの不良」患者です。その彼が自助グループの仲間とハグや握手を交わし、しかもスピーカーとして登壇して自身の薬物体験に関する「武勇伝」（もしくは「珍道中」か）で会場をドッカンドッカンと沸かせ、爆笑の渦に巻き込んでいるではありませんか!? 何よりも驚いたのは、あれほど覚醒剤の使用が止まらなかった彼が、その時点で少なくとも半年間はしらふを維持している、という事実でした。

やがてクロージングの「平安の祈り（serenity prayer）」を唱和する時間がやってきました。そのときの戸惑いと感動を私は今でも忘れません。数十名もの参加者が密集する狭い部屋の中で誰かに強く背中を押されて、不本意にも私は依存症の当事者たちが手と手を握り合ってつくる大きな輪に加わるはめになりました。私の手の一方は、二〇年以上薬物をやめ続けている当事者の手とつながり、もう一方は昨晩使ったばかりの覚醒剤がまだ体内に残っているせいか、脂汗で妙にべたついた当事者の手とつながりました。そして、彼らの堂々とした声に気圧されながら、恐る恐る自分も声を合わせたのでした。


――神さま、私にお与えください。変えられないものを受け入れる心の落ち着きを。変えられるものを変えていく勇気を。そして、その二つを見分ける賢さを――

妙に聞こえるでしょうが、そこには、精神医学の語彙では語り尽くせない、神々しさが存在しました。以来、私は依存症臨床に惹かれ、いや、取り憑かれ、今日まで走り続けてきました。

ここでは、依存症のなかでもとくに私が専門とする薬物依存症のケアにおいて、新型コロナウイルス感染症が治療と回復支援の現場に与えた影響から、何が起こったのかを紹介したいと思います。

地域で起きたこと

自助グループの中止

冒頭に述べた私の自助グループ体験から想像できるように、薬物依存症からの回復においてNAは重要な社会資源です。薬物依存症に限った話ではなく、アルコールはもちろんギャンブル依存症も含め、依存症全般からの回復において自助グループの存在はきわめて重要なのです。

かつて米国は、禁酒法をもってしてもアルコール依存症者の飲酒を止めることができない、という苛酷な現実に直面しました。当時、数少ない依存症専門医であったウィリアム・D・シルクワース[*1]でさえ、その時点ではアルコール依存症を「治る見込みのない病気」と見なしていたといいます[1]。それは大西洋を遠く跨いだスイスの精神科医ユングも同じであり、米国のある富裕なアルコール依存症者からの切実な治療懇願の手紙に対して、「霊的な体験を通じて人格が変化すれば、飲まない

＊1 William Duncan Silkworth (1873-1951)：米国の医師。アルコール依存者の相互援助活動、アルコホリクス・アノニマス (Alcoholics Anonymous：AA) の創始者の一人であるビル・G・ウィルソンの治療に関わった。

でいられる望みがある」と頓珍漢な返事をしたことは、よく知られています[1]。要するにこれは、医師として「匙を投げた」ということです。

このような状況を一変させたのが一九三五年のアルコホリクス・アノニマス*2（Alcoholics Anonymous：AA）誕生でした。ビルとボブという二人のアルコール依存症者の出会いを機に、それまで医療では飲酒がとまらなかったアルコール依存症者たちが続々回復し始めたのです。そして、そこからの派生で前述した薬物依存症の自助グループNAが誕生し、今日まで世界中で多くの回復者を輩出してきました。

コロナ禍で打撃を受けた最初の薬物依存症領域の社会資源が、まさにこの自助グループでした。政府の専門家委員会が「三密を防ぐ」という方針を打ち出すはるか以前より、各自治体は自主的に新型コロナウイルス感染症拡大防止目的から公設集会場を閉鎖しました。これにより、公民館などを利用している自助グループのミーティングが開催できなくなったのです。

他の社会資源の状況

プログラムの中止は自助グループに限りませんでした。地域における官民のさまざまな関連機関までもが、「集団」で実施するサービスを停止したのです。

例えば保健行政機関がそうでした。これまで各地の精神保健福祉センターで私たちが開発した「せりがや覚醒剤再発防止プログラム」*3（Serigaya Methamphetamine Relapse Prevention Program：

＊2　直訳は「匿名のアルコール依存症者たち」。1953年、アルコールに悩む米国の二人の男性（ビル・ウィルソンとボブ・スミス）が飲酒経験を語り合ったことがきっかけで始まった相互援助活動。世界中にグループが存在し、メンバー数は200万人以上と言われる。日本では600以上のグループで5,700人以上が活動。詳しくは「AA日本ゼネラルサービス」のサイト（https://aajapan.org）を参照。

ＳＭＡＲＰＰ《スマープ》）[3]に依拠した依存症集団療法が実施されていましたが、最初の緊急事態宣言発出とともに中止となったのです。

同様な事態は司法機関でも発生しました。薬物依存症者のなかには、覚醒剤などの違法薬物の依存症に罹患する者が多く、現在保護観察中という者も少なくありません。近年、各地の保護観察所では、薬物事犯による保護観察対象者に対してＳＭＡＲＰＰを用いた集団処遇プログラムが実施されていましたが、それも二〇二〇年三月中旬以降は中止となりました。

ＮＰＯ法人日本ダルク（http://darc-ic.com）をはじめとする、民間回復施設の活動も制約を受けました。入所者を感染から守るという観点から、職員を介して外部からウイルスが持ち込まれる機会を極力減らす方策をとらざるを得なくなったのです。具体的には、ダルクの職員はこれまで当事者スタッフとして参加していた医療機関や精神保健福祉センター、あるいは保護観察所や刑務所の薬物依存症回復プログラムへの出張をとりやめ、また、通所者を対象としたデイケア事業も大幅に縮小、もしくは中止となりました。

オンライン・ミーティングの立ち上げ

このように自助グループ、精神保健福祉センター、保護観察所、民間回復施設の通所プログラムが相次いで中止となるなかで、つながりを失い孤立した依存症者は疾患の再発の危機に瀕しました。

しかし、新しい動きの勃興もありました。自助グループの有志が中心となって、オンライン・ミー

＊3　認知行動療法型の外来依存症治療プログラム。通常10人程度のグループで週1回・全24回のセッションを実施。薬物・アルコールにおける基礎的な知識を学びつつ、断薬・断酒に向けた工夫や対処方法を模索し、他の仲間と依存症について学び・考え・振り返ることで回復を目指す。平成28年度より依存症集団療法として診療報酬加算が認められた。

ティングを続々と立ち上げ始めたのです。さらに依存症啓発活動を幅広く展開してきたNPO法人ASK《アスク》[3]のように、さまざまな依存症ごとのオンライン・ミーティングの情報を集約し、広報するサイトを立ち上げたり、私自身も監修でかかわっている「とどけるプロジェクト」[4]のような、新たにオンライン・ミーティングを立ち上げる方法を情報提供するサイトも登場したりするなど、民間団体による迅速な対応が見られました。

　オンライン・ミーティングは、まちがいなく自粛生活中の依存症者に大きく貢献しました。感染リスクを最小化しつつ心理的距離を縮めるこれらの方法には、いくつかの強みがあります。最大のメリットは、依存症関連の社会資源が乏しく、対面の自助グループ・ミーティングが開催されていないような地方に居住する者でも、時間や費用をかけず容易にアクセスできること。また、人によっては、リアルなミーティングに参加するよりも心理的抵抗感が少ない者もいるはずで、その点では新規参入の間口を広げる効果が期待できます。そして子育て中の女性などさまざまな事情から、これまでリアルのミーティングに参加できなかった場合でも利用が可能です。

　しかしその一方で限界もありました。例えばWi-Fiの受信状況や、自身が持つ端末の容量制限などから安定した通信環境にいない人がいます。また、家族と同居している当事者の場合には「シャブを使いたい」「シャブを使ってしまった」など、家族が耳にすれば半狂乱になりかねない内容を話すのは容易ではありません。カラオケボックスやインターネットカフェなどから参加する方法もあるのですが、最初の緊急事態宣言下ではどの店舗も休業していたのです。

また、「オンライン・ミーティング終了後は、一抹のさみしさを感じる」という当事者の声も少なくありませんでした。リアルなミーティングの場合、終了後に少しだけ会場に残って顔見知りと雑談したり、最寄りの駅まで仲間と一緒に帰ったり、あるいは有志を募って一緒にお茶やコーヒーを飲んだりするのが通例です。こうした、ミーティング後に親睦を深めるちょっとした交流は「フェローシップ」と呼ばれ、ミーティングそのものと同等、いやそれ以上に重視されてきました。というのも、こうした交流こそが参加者を継続的にミーティングに引き寄せる原動力となるからです。

しかし残念ながら、オンライン・ミーティングにはそれがありません。とりわけ、自助グループ以外に薬物のことを正直に話せる場所がないという孤立した者の場合、ミーティングが終了し、オンライン会議室から退室した途端に、元の一人きりの部屋に戻ることとなってしまうのです。

医療現場で起きたこと

外来エリアの「密」を避けることの功罪

私たちが運営する、国立精神・神経医療研究センター病院の薬物依存症外来では、新型コロナウイルス感染症拡大防止の一環として、外来待合室の「密」を解消するために、他の多くの医療機関と同様、通院間隔を空けるよう努めました。

しかし、これは依存症治療の点では失敗でした。確かにそうすることで待合室の「密」な状況は改善されましたが、本来、依存症治療の効果は治療者とのコンタクトの頻度と期間といった治療強度に比例して高まることから、通院間隔を伸ばすことでその治療強度に負の影響が生じます。しかも現在、自助グループのミーティングや、民間回復施設の通所プログラムも中止ないしは大幅な受け入れ制限をしていることを考えれば、薬物依存症患者が支援者のコンタクトを受ける時間は大幅に減少しているのです。

そして案の定、私の担当患者のなかには薬物再使用が続出する結果となってしまいました。いつもであれば、気の緩みから一回、二回の再使用があってもすぐに診察や自助グループのミーティングにアクセスすることで、断薬のペースを取り戻すことができました。しかしこの自粛期間中には、ことはそんなに容易くいかなかったのです。再使用してもなかなか再浮上のチャンスをつかめないまま、薬物使用がだらだらと続く傾向がみられたからでした。

「密」を避けることの功罪

当院の薬物依存症外来では、SMARPPが週二回（それぞれメンバーが異なるグループで）実施されています。このプログラムは、一回の参加人数は毎回二〇名ほどの比較的大きな集団療法です。当然ながら、院内の感染予防対策チームはこのプログラムの「密」な状況を問題視し、中止することも含めて検討するよう指示してきました。

もちろん、この指示自体は妥当なものでした。実際、他の依存症専門医療機関の多くがすでに依存症集団療法を中止していました。しかしむしろ、自助グループや保護観察所、精神保健福祉センターがプログラムを中止しているからこそ、自分たち医療機関が細心の注意を払いつつプログラムを続けなければならないのではないか……。運営スタッフ全員がこうした問題意識を共有していたことから、私たちは安全な継続方法を模索することとなりました。

当初、ＺｏｏｍやＳｋｙｐｅを用いた「オンラインＳＭＡＲＰＰ」の実施も検討されたのですが、これは患者側からの反対によって早々に却下されました。患者たちはセキュリティの問題を心配したのです。違法薬物の問題を抱えている者が多く参加しているプログラムにおいて、参加者の誰かがスクリーンショットを撮ったり発言内容を録音したりして、捜査機関に情報提供があった場合のリスクは、確かにあまりにも大きいのです。

そこでオンライン実施は断念し、他の方法でいかにしてリアルかつ安全にプログラムを実施するかが、運営スタッフ間における議論の争点となりました。その結果、まず参加する患者に対して検温や手指消毒、マスク着用を求めることはもちろん、プログラム中の飲み物や菓子類の提供を中止することにしました。さらに最も重要な変更は、規模に対するものでした。実施するグループの大きさを一〇名未満とし、これを超える場合には二つのグループに分けて別の部屋を用いること。一八名を超えた場合にはさらに別の部屋を用意してグループを三つに増やし、それぞれのグループ内でも参加者同士の間隔を十分とるようにしました。

また、一旦は不採用となったオンライン・システムでしたが、その後、部分的な活用のチャンスも生じました。ＳＭＡＲＰＰでは薬物依存症からの回復者がコ・ファシリテーターとして参加することが推奨されており、私の所属施設では毎回ダルクの職員に参加をお願いしてきました。ところが、すでに述べたように新型コロナウイルス感染症拡大防止のため、外部への講演やメッセージ活動が中止されていたのです。そこで、ダルク職員にはＺｏｏｍを用いたオンラインで参加してもらい、依存症集団療法に参加するメンバーに助言をお願いしたのでした。

自粛生活における患者の生活

ウィリアム・ジェイムス[*4]は、アルコールの酩酊作用について、「しらふには縮め、分離し、そして否という機能があり、酩酊には広げ、統合し、そして諾という機能がある。アルコールは人間の応諾機能の大きな推進力なのである」[5]と語りました。つまりアルコールという中枢神経抑制薬は人と人を出会わせ、つなげる薬物なのです。

一方、アルコールと反対の薬理作用をもつ覚醒剤には、ジェイムス風に言えば「人を疑い、遠ざけ、引きこもる」機能があります。実際、多くの人々が家の外で友人や恋人、同僚たちとの交流においてアルコールを使用するのに対し、覚醒剤を使う者の多くは一人きりで部屋にこもって使うのです。そのあいだは、家族や友人、はては恋人からの電話にさえも出ずに、ひたすらネットサーフィンや強迫的な自慰行為に没頭するのが常です。こう言い換えてもよいでしょう。「覚醒剤はひきこもりの薬物である」と。

＊4　William James (1842-1910)：米国の哲学者・心理学者。

このことは、覚醒剤依存症の治療において重要なポイントとなります。覚醒剤依存症者の場合、一人で部屋にこもり続けること自体が薬物渇望を刺激するトリガーとなり得ます。そこで重症例の治療では、病院受診や自助グループ参加、民間回復施設への通所といった治療プログラムで忙しくさせ、日々さまざまな支援者や仲間と会うことが必要となるようにします。

ところがそうした当事者たちが、新型コロナウイルス感染症拡大防止対策として自宅蟄居《ちっきょ》を余儀なくされました。覚醒剤依存症者にとってそれは、まさに「どうぞ薬物を使ってください」という状況です。しかも支援者とのコンタクトは確実に減少しています。私たちの調査[6]によれば、コロナ禍の影響で薬物使用状況が悪化した患者の特徴として、治療開始からまだ日が浅く、これまで参加していた回復プログラム（医療機関の依存症集団療法や保護観察所のプログラム、自助グループ）が利用できなくなった、などの状況が明らかにされています。このことは、とくに回復初期の患者にとってコロナ禍が無視できない回復阻害要因となった可能性を示唆しています。

一方、「三密」を避けて「ステイ・ホーム」を真面目に実践した結果、家庭の中が過剰に密となり、それが原因で精神状態の悪化を呈する患者もいました。女性の薬物依存症患者——その多くは処方薬や市販薬といった医薬品の依存症でした——のなかには家族と葛藤を抱え、その関係性に過剰適応するために薬物を乱用している者が少なくありません。自粛生活のなかでは、そうした患者の薬物乱用や精神状態が悪化したのです。ともすれば「ステイ・ホーム」は「家族の絆」などとベタな美談でまとめられがちですが、世の中にはそれを地獄と感じる者がいることも忘れてはなりません。

「ネズミの楽園」実験

依存症と孤立との関係を考える際、忘れてはならない実験があります[7]。ここで、その内容を紹介しておきましょう。

実験では、まず、雌雄同数の三二匹のネズミが用意されました。そのネズミたちを一六匹ずつ、居住環境の異なる二つのグループに分けました。一方のネズミは、一匹ずつ金網の檻のなかに、そして他方のネズミは広々とした場所に雌雄一緒に入れられました。前者を「植民地ネズミ」、後者は「楽園ネズミ」と呼びます。

「楽園ネズミ」に提供された広場は、まさに〝ネズミの楽園〟でした。というのも、そちらの床には巣をつくりやすい常緑樹のウッドチップが敷き詰められ、好きなときに好きなだけ食べられるよう十分なエサも用意されたからです。さらに、ところどころ隠れたり遊んだりできる箱や缶が置かれ、ネズミ同士の接触や交流を妨げないように配慮されていました。

研究者らは、この両方のネズミに対し、ふつうの水とモルヒネ入りの水を用意して与え、五七日間観察したのです。その際、ふつうの水にモルヒネを溶かすと非常に苦くなり、とても飲める代物ではなくなってしまうので、砂糖シロップに溶かしてネズミたちが飲みやすくしました。

結果は実に興味深いものでした。「植民地ネズミ」の多くが、孤独な檻のなかで頻繁に、かつ大量のモルヒネ水を摂取しては日がな一日酩酊していたのに対し、「楽園ネズミ」の多くは、他のネズミと遊んだり、じゃれ合ったり、交尾したりして、なかなかモルヒネ水を飲もうとしなかったからです。

「植民地ネズミ」は飽くことなく毎日大量のモルヒネ水を飲み続けました。途中から砂糖シロップを除き、苦くてまずいモルヒネ水に切りかえましたが、それでも檻の中のネズミはふつうの水ではなく、モルヒネ水を飲み続けたのでした。

そして、この実験には続きがありました。研究者らは、五七日間檻のなかでモルヒネ水ばかり飲み続け、すっかり薬物依存症に罹患した「植民地ネズミ」を一匹だけ取り出し、「楽園ネズミ」のいる広場へ移したのです。するとまもなく彼らは、広場の中で楽園ネズミたちとじゃれ合い、遊び、交流するようになったのです。それだけではなく、驚いたことに檻のなかですっかりモルヒネ漬けになっていた彼らが、最初の二、三日はかすかなけいれんなどモルヒネの離脱症状を呈しながらも、いつしかモルヒネ水ではなく、ふつうの水を飲むようになったのです。

この実験結果は何を暗示するのでしょうか？ 思うにそれは、依存症からの回復は檻に閉じ込め孤立させておくよりもコミュニティや仲間のなかにおいて促進される、ということです。こう言い換えてもいいでしょう。アディクション（addiction：依存症、あるいは、酒や薬物に溺れた状態）の対義語は、ソーバー（sober：しらふの状態）ではなく、コネクション（connection：つながり）である、と。

おわりに

依存症と感染症との間には二つの共通点があります。一つは、いずれも世界のグローバル化に関係しているということです。大航海時代、ヨーロッパの人々は梅毒と引き換えにタバコとカカオ、コカインを手に入れ、一方、アメリカ先住民族たちは、天然痘に感染して大打撃を受けつつも、ウィスキーという高濃度のアルコール飲料を手に入れたのでした。

そしてもう一つ言えることは、いずれも行き過ぎた予防啓発が差別や偏見の温床になるということです。かつて、無癩《むらい》県運動がハンセン病に罹患した人たちに理不尽な隔離と排除をもたらしたのと同じように、「ダメ・ゼッタイ。」運動によって、薬物依存症者たちはあたかも殺人鬼のごときイメージを押しつけられました。その結果、薬物の使用者たちは保健・医療・福祉サービスから疎外されるばかりか、忌み嫌われて孤立を余儀なくされているのです。

イタリアの人気作家パオロ・ジョルダーノは、著書『Nel Contagio』[8]のなかで、「感染症とは、僕らのさまざまな関係を犯す病だ」と述べていますが、私はその「さまざまな関係」のなかには、依存症からの回復に必要な「つながり」も含まれていると考えています。そしてコロナの感染に脅える人々が他県ナンバーの車に嫌がらせをしたり、医療者とその家族が近寄るのを忌避したり、「自粛警察」と呼ばれる人々が戸外で遊ぶ子どもを叱責しているといったニュースに接するたびに、私はもう一方の差別に思いを馳せないではいられませんでした。それは、「ダメ・ゼッタイ。」という予防啓発に影響された人々が、ダルク設立反対のプラカードを手に怒号を連呼するという異様な、しかしわが国の各地でみられる現実の光景です。

残念ながら、アフターコロナの時代においても、わが国では薬物依存症者への差別や偏見は変わらず続くでしょう。しかし何があっても、入念な手指消毒なしに手を握り合い、マスクに遮蔽されない明瞭な声で「平安の祈り」が唱和できる自助グループの場だけは、死守してほしいと願っています。なぜなら私は、依存症からの回復に必要なのは「三密」と「不要不急の外出」である、と固く信じているからです。

〈引用文献〉

1　White, W.L.: Slaying the Dragon: The History of Addiction Treatment and Recovery in America. Chestnut Health Systems, 1988.（鈴木美保子・山本幸枝・麻生克郎他訳『米国アディクション列伝』ジャパンマック、二〇〇七）

2　松本俊彦・今村扶美・近藤あゆみ監修：ＳＭＡＲＰＰ－24 物質使用障害治療プログラム［改訂版］集団療法ワークブック、金剛出版、二〇二二．

3　特定非営利活動法人ＡＳＫ：コロナに負けない！オンラインで自助グループにつなぐ、依存症チャットルーム A.D.N.G. 開始【ASK 依存症予防教育アドバイザーによる自主活動】、二〇二〇．https://www.ask.or.jp/updates/8423（二〇二二年九月三〇日確認）

4　とどけるプロジェクト：依存症等の当事者によるオンライン自助グループ運営ガイド、二〇二〇．https://www.covid19-accessibility.com/todokeru/jijyoguide-0410（二〇二二年九月三〇日確認）

5　James, W.: The Varieties of Religious Experience A Study in Human Nature. Longmans, Green & Co., 1902.（桝田啓三郎訳『宗教的経験の諸相』岩波書店、一九六九）

6　Matsumoto, T., Usami, T., Yamamoto, T., et al.: Impact of COVID-19-related stress on methamphetamine users in Japan. Psychiatry Clin Neurosci, 2021. doi : 10.1111/pcn.13220

7 Alexander, B.K., Beyerstein, B.L., Hadaway, P.F., et al. : Effect of early and later colony housing on oral ingestion of morphine in rats. Pharmacology Biochemistry and Behavior, 15, 571-576, 1981.

8 Giordano, P. : Nel Contagio. Einaudi, 2020.（飯田亮介訳『コロナの時代の僕ら』早川書房、二〇二〇）

「孤独・孤立」をめぐる社会背景と政策

横山 美江

よこやま・よしえ◉大阪公立大学大学院看護学研究科教授／内閣官房「孤独・孤立対策の重点計画に関する有識者会議」構成員

孤独・孤立をめぐる社会背景

グローバリゼーションが進む中で、それまで定着していた終身雇用、年功賃金や新卒一括採用等に基づく日本型雇用慣行が変化し、非正規雇用労働者が増加するなど、雇用環境が大きく変化しています。また、人口減少、少子高齢化、核家族化、未婚化・晩婚化が進み、地域社会を支える地縁・血縁といった人と人との関係性・つながりは希薄化の一途をたどっています。このような社会情勢を背景として、職場内、家庭内、および地域内において人々が関わり合いを持つことによって問題を共有しつつ相互に支え合う機会が減少し、人々が「生きづらさ」や孤独・孤立を感じざるを得ない状況が生じていることが指摘されています。

二〇二〇年以降の新型コロナウイルス感染症拡大は、外出自粛などによりそれまでの社会環境の変化等で孤独・孤立を感じやすくなっていた社会に内在していた孤独・孤立の問題を顕在化、あるいは一層深刻化させる契機になったと推察されます。

例えば、自殺者数は二〇二〇（令和二）年に総数で二万一、八一人となり、前年比九一二人増で一一年ぶりに増加に転じました。配偶者暴力（ＤＶ）相談件数は二〇二〇年度で一九万三〇件、前年度と比べると七万七五四件増となっています。さらに、児童相談所における児童虐待相談対応件数は二〇二〇年度で二〇万五、〇四四件であり、前年度と比べると一万一、二六四件増となり、小・中学校における長期欠席者のうち不登校児童生徒は二〇二〇年度で一九万六、一二七人、前年度に比べると一万四、八五五人増となったことなど、さまざまな事象に影響していると推察されます。

一方、**図1**は、内閣官房における「孤独・孤立の実態把握に関する全国調査（二〇二一年）」の調査結果から抜粋した年齢階級別にみた孤独を感じる人の割合を示したものです。この結果では二〇歳代と三〇歳代が最も孤独を感じる人の割合が高くなっていました。なぜこの世代で孤独・孤立を感じる割合が高いかは、さらなる調査が必要であろうと思われます。

他方で、このような孤独・孤立の状況は、心身の健康に悪影響をもたらすことが指摘されています[1-3]。イギリスでは「孤独は現在の公衆衛生上、最も大きな課題の一つ」として、二〇一八年に世界初の孤独問題担当大臣が誕生しました。わが国においても、新型コロナウイルス感染拡大の影響が長期化することにより、孤独・孤立の問題がより一層深刻な社会問題となっていることを受けて、政府は、二〇二一年二月に孤独・孤立対策担当大臣を指名し、同大臣が司令塔となり内閣官房に孤独・孤立対策担当室を立ち上げ、政府一丸となって孤独・孤立対策が検討されました。

具体的には、同年三月以降、孤独・孤立対策担当大臣を議長とし、全省庁の副大臣で構成する「孤独・孤立対策に関する連絡調整会議」が定期的に開催され、ソーシャルメディアの活用、実態把握、孤独・孤立関係団体の連携支援、さまざまなライフステージに応じた孤独・孤立対策の整理および施策のさらなる充実・強化の検討など、政府全体として総合的かつ効果的な孤独・孤立対策が検討されました。これらを踏まえ、二〇二一年一二月に「孤独・孤立対策の重点計画[4]」が策定されました。

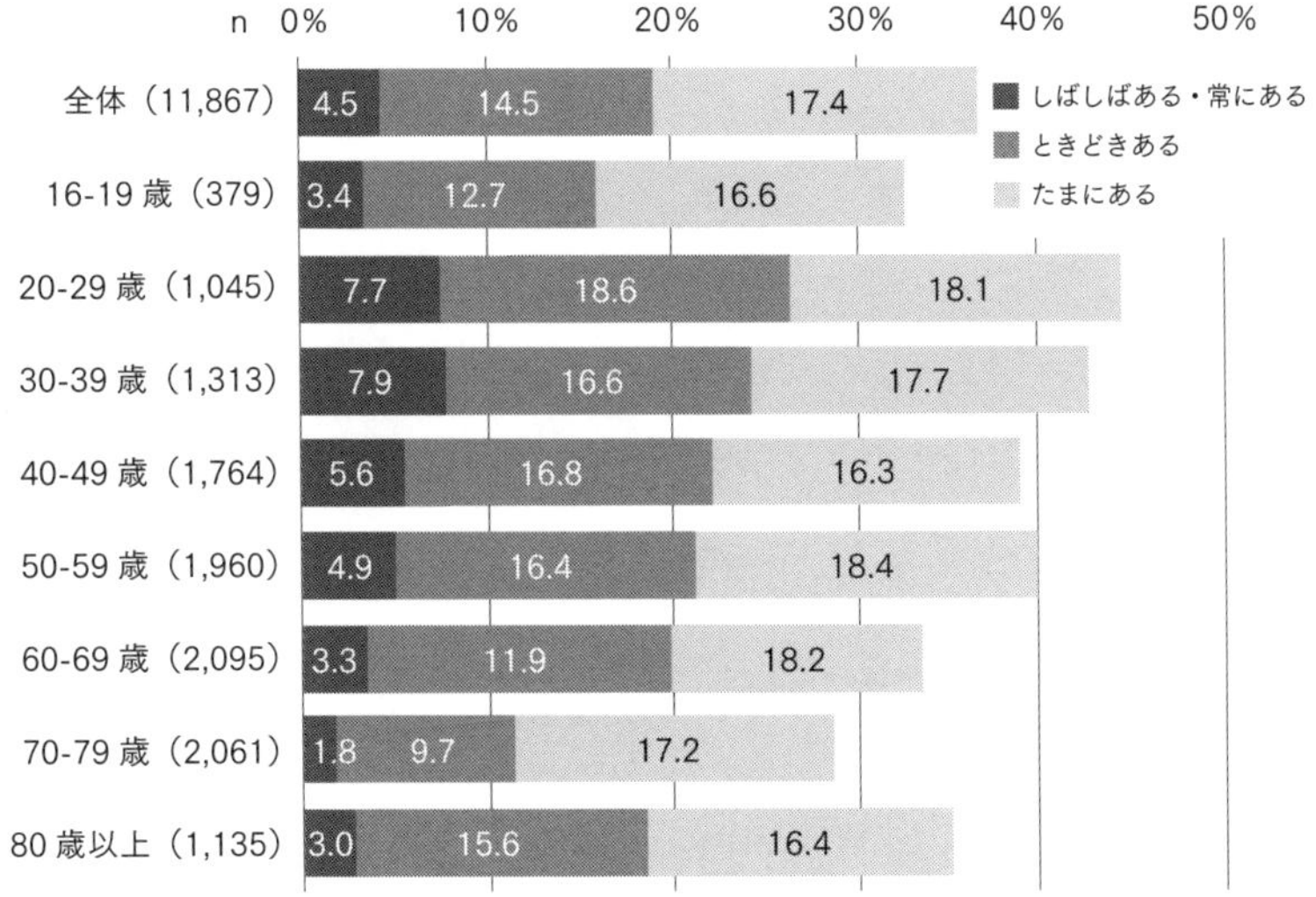

図1　年齢階級別孤独感（直接質問）

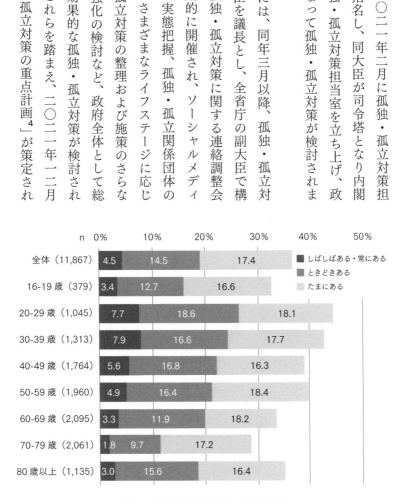

日本の孤独・孤立対策の基本方針

この孤独・孤立対策の重点計画には、次のように大きく四つの孤独・孤立対策の基本方針が掲げられています[4]。

①孤独・孤立に至っても支援を求める声を上げやすい社会とする
②状況に合わせた切れ目のない相談支援につなげる
③見守り・交流の場や居場所づくりを確保し、人と人との「つながり」を実感できる地域づくりを行う
④孤独・孤立対策に取り組むNPO等の活動をきめ細かく支援し、官・民・NPO等の連携を強化する

次にその概略を紹介します。なお、孤独・孤立対策の基本方針の内容については、孤独・孤立対策の重点計画に掲載されている文言に準じた記載とさせていただきます。

〈孤独・孤立に至っても支援を求める声を上げやすい社会とする〉

①孤独・孤立の実態把握

孤独・孤立対策における各種施策の効果的な実施、施策の実施状況の評価・検証、施策のあり方

の検討、これらの実施に当たって必要となる関係者との情報共有に資するよう、孤独・孤立に関する実態の把握を推進する。併せて孤独・孤立に関連するデータや学術研究の蓄積・整備を推進する。また、実態把握の調査結果を踏まえ、孤独・孤立に至る要因を分析し、孤独・孤立の問題やそこから生じ得るさらなる問題に至らないようにする「予防」の観点からの施策のあり方を検討する。

②支援情報が網羅されたポータルサイトの構築、タイムリーな情報発信

孤独・孤立の問題を抱える当事者や家族等へ孤独・孤立に関する支援の情報を網羅的かつタイムリーに届けられるよう、ポータルサイト・SNSによる継続的・一元的な情報発信、二四時間対応の相談体制の整備、各種支援施策につなぐワンストップの相談窓口(電話、SNS等)の整備、プッシュ型[*1]の情報発信等により、孤独・孤立に関する情報へのアクセスの向上を推進する。

③声を上げやすい環境整備

孤独・孤立や「共に生きる」ことについて国民一人ひとりの理解・意識や機運を社会全体で醸成して高めていけるよう、また、当事者や周りの方が支援を求める声を上げやすくなるとともに広く支援制度を知ることができるよう、情報発信・広報および普及啓発、制度の検証、幼少期から「共に生きる力」を育む教育を推進する。さらに、アウトリーチ型支援を含めた当事者への働きかけや「伴走型」の支援を推進する。

＊1 情報を積極的に発信する仕組み。

〈状況に合わせた切れ目のない相談支援につなげる〉

①相談支援体制の整備（電話・SNS相談の二四時間対応の推進等）

孤独・孤立の問題を抱える当事者や家族等が、一人ひとりの多様な事情やニーズ等の状況に合わせて、切れ目がなく、息の長い、きめ細かな相談支援を受けられるよう、全国において、各種相談支援制度の有機的な連携や各相談支援機関の対等な連携による包括的な相談支援体制の整備をさらに推進するとともに、電話・SNSのそれぞれの特性を踏まえた二四時間対応の相談など多元的な相談支援体制の整備を推進する。

また、当事者や家族等を取り巻く多様な人が関わりつつ専門職も強みを発揮する発展的な相談支援の体制整備を推進する。

②人材育成等の支援

孤独・孤立の問題を抱える当事者や家族等に対して、一人ひとりの相談時の心理的負担に留意しつつ多様な状況に即した充実した相談支援を行えるよう、関係機関において孤独・孤立に係る相談支援に当たる人材の確保（就労環境の改善を含む）、育成および資質の向上を推進する。

〈見守り・交流の場や居場所づくりを確保し、人と人との「つながり」を実感できる地域づくりを行う〉

①居場所の確保

人と人との交流を目的として多様な「つながり」の場となる居場所の確保は、人生のライフステージの段階や属性に応じて孤独・孤立の問題を抱える当事者にとっては、身近な地域における人との「つながり」や自身の役割を持つ場となり、相談等の場にもなるとともに、地域コミュニティの形成・維持にも資するものである。このような多様な各種の「居場所」づくりや担い手の増大を図る取り組みを推進する。併せて、NPO等が利用しやすい支援のあり方を検討する。

②アウトリーチ型支援体制の構築

孤独・孤立の問題を抱えているが支援を求める声を上げることができない当事者や家族等を支援につなげることができるよう、その意向や事情にも配慮したアウトリーチ型の支援を推進する。併せて、NPO等が利用しやすい支援のあり方を検討する。

③保険者とかかりつけ医等の協働による加入者の予防健康づくりの推進等

かかりつけ医等と医療保険者が協働し、医療保険の加入者の健康面や社会生活面の課題について情報共有しながら、加入者の重症化予防に必要な栄養指導等の保健指導の実施や地域社会で行っている相談援助等の活用を進めることで、加入者の健康面および社会生活面の課題を解決するための取り組み（いわゆる「社会的処方」の活用）を推進する。

④地域における包括的支援体制の推進

孤独・孤立の問題を抱えている、あるいは孤独・孤立に至りやすい当事者や家族等に対して、地域の専門職等による継続的支援および必要時の緊急的支援、当事者自らが選択して自らの役割を見出せる場となる地域コミュニティへつなぐ支援やコミュニティ（職場・世帯）間移動の支援等を行う各種制度での対応を推進する。

また、地域の関係者が連携・協力しつつ、福祉と教育の連携（例えば、子どもが通う学校を起点・拠点として問題を早期に把握して地域での支援へつなぐ仕組み）、福祉と保健医療、雇用・就労、住まいとの連携など各分野の取り組みを有機的に連携させて分野横断的に、当事者を中心に置いた包括的支援体制を推進する。

〈孤独・孤立対策に取り組むＮＰＯ等の活動をきめ細かく支援し、官・民・ＮＰＯ等の連携を強化する〉

①孤独・孤立対策に取り組むＮＰＯ等の活動へのきめ細かな支援

孤独・孤立対策に取り組むＮＰＯ等の活動（人材育成を含む）に対して安定的・継続的にきめ細かな支援を行う。

②ＮＰＯ等との対話の推進

孤独・孤立対策が当事者や家族等のニーズ等に即してより効果的なものとなるよう、ＮＰＯ等との対話により、官・民一体で孤独・孤立対策の取り組みを推進する。

③連携の基盤となるプラットフォームの形成支援

各種相談支援機関やＮＰＯ等の連携の基盤となる全国的なプラットフォームの形成を支援することにより、人と人との「つながり」を実感できる地域づくりや社会全体の気運の醸成を図りつつ、官・民一体で孤独・孤立対策の取り組みを推進する。

④行政における孤独・孤立対策の推進体制の整備

孤独・孤立の問題への対応や官・民・ＮＰＯ等の連携を円滑に進める観点から、地方自治体（特に基礎自治体）における既存の取り組みも活かした孤独・孤立対策の推進体制（縦割りの制度に横串を刺して分野横断的な対応が可能となる体制）の整備を促進する。

また、地方自治体における体制整備や地域の実情に応じた施策の展開・底上げを支援するため、地方自治体に対し、政府の孤独・孤立対策に関する施策や先行事例・好事例等の情報提供・共有を行う。

孤独・孤立対策の施策の推進と今後の展望

孤独・孤立対策の重点計画には、さまざまな関係省庁が、本重点計画の各施策それぞれの目標の達成に向けて、着実に取り組みを進めることが明記されています。さらに、政府は、実態把握の調査結果を踏まえ、かつ現場のデータを利活用するための体制整備を検討しつつ、孤独・孤立に関連するデータや学術研究も利活用して、毎年度、本重点計画の各施策の実施状況の評価・検証を行うこととされています。併せて、毎年度を基本としつつ必要に応じて、本重点計画全般の見直しの検討を行い、これらを行う際には、「孤独・孤立対策推進会議」および「孤独・孤立対策の重点計画に関する有識者会議」における審議等を行うことも明記されています。

二〇二一年一二月に「孤独・孤立対策の重点計画」が策定されて以降、孤独・孤立対策担当大臣、内閣官房の孤独・孤立対策担当室、ならびに関係省庁が「孤独・孤立対策の重点計画」の推進に向けて取り組みを精力的に進めておられます。さらに、今後、地方自治体、福祉と教育、福祉と保健医療、雇用・就労、住まいとの連携など各分野の取り組みを有機的に連携させて分野横断的に、孤独・孤立の問題を抱えている、あるいは孤独・孤立に至りやすい当事者や家族等を中心に置いた包括的支援体制を構築していくことが求められます。

孤独・孤立の問題を抱えている、あるいは孤独・孤立に至りやすい当事者や家族等は、全世代に及ぶものであり、当事者や家族が容易に支援につながれるような社会にするには、今後長期的な取り組みが必要と言えます。地域社会を支える地縁・血縁といった人と人との関係性・つながりが希薄化している現在において、地域社会における包括的支援体制の構築は急務です。

一方で、諸外国、特に北欧では地域社会で包括的支援体制が効果的に機能している国もあります。孤独・孤立対策の重点計画基本理念では、「孤独・孤立に悩む人を誰ひとり取り残さない社会」、さらには「誰もが自己存在感・自己有用感を実感できるような社会」、「相互に支え合い、人と人との「つながり」が生まれる社会」を目指して取り組むことが謳われています[4]。これらを実現するために、社会全体、私たち一人ひとりが孤独・孤立の問題と向き合うことが重要だと感じています。

〈引用文献〉

1 Yamazaki, S., Akiyama, Y., Shinohara, R. & Yamagata, Z. : Social isolation among mothers caring for Infants in Japan: findings from the Nationwide Survey of healthy parents and children 21. Maternal and Child Health Journal, 26, 1549-1558, 2022. https://doi.org/10.1007/s10995-022-03427-0（二〇二三年二月七日確認）

2 McKenzie, K., Whitley, R., Weich, S. : Social capital and mental health. Br J Psychiatry, 181, 280-283, 2002.

3 Mathiesen, K.S., Tambs, K., Dalgard, O.S. : The influence of social class, strain and social support on symptoms of anxiety and depression in mothers of toddlers. Soc Psychiatry Psychiatr Epidemiol, 34, 61-72, 1999.

4 内閣官房：孤独・孤立対策の重点計画、二〇二二、https://www.cas.go.jp/jp/seisaku/juten_keikaku/pdf/jutenkeikaku.pdf（二〇二三年二月七日確認）

「Nursing Today ブックレット」の発刊にあたって

日々膨大な量の情報に曝されている私たちにとって、一体何が重要でどれが正しく適切なのかを見極めることがますます難しくなってきています。

そこで弊社では、看護やケアをめぐりいま社会で何が起きつつあるのか、各編集者のさまざまな問題意識(=テーマ)を幅広くかつ簡潔に発信していく新しい媒体、「Nursing Today ブックレット」を企画しました。

あえてウェブでもなく、雑誌でもなく、ワンテーマだけの解説を小冊子にまとめる手段を通して、医療と社会の間に広がる多様な課題について読者の皆さまと情報を共有し、ともに考えていくための新たな視点を提案していきます。　(二〇一九年六月)

●

本書についてのご意見・ご感想、著者へのメッセージ、「Nursing Today ブックレット」で取り上げてほしいテーマなどを編集部までお寄せください。https://jnapcdc.com/BLT/m/

Nursing Today ブックレット・19

孤独《こどく》と孤立《こりつ》
——自分《じぶん》らしさと人《ひと》とのつながり

二〇二三年二月二八日　第一版　第一刷発行　〈検印省略〉
二〇二三年四月一〇日　第一版　第二刷発行

編　集　松本俊彦《まつもととしひこ》
執　筆　國分功一郎《こくぶんこういちろう》・大空幸星《おおぞらこうき》・吉川徹《よしかわとおる》・松本俊彦《まつもととしひこ》・横山美江《よこやまよしえ》
発　行　株式会社 日本看護協会出版会
〒一五〇-〇〇〇一 東京都渋谷区神宮前五-八-二
日本看護協会ビル四階
〈注文・問合せ/書店窓口〉
電　話：〇四三六-二三-三二七一
ＦＡＸ：〇四三六-二三-三二七二
〈編集〉電　話：〇三-五三一九-七一七一
〈ウェブサイト〉https://www.jnapc.co.jp
デザイン　Nursing Today ブックレット編集部
印　刷　日本ハイコム株式会社

ISBN978-4-8180-2565-3